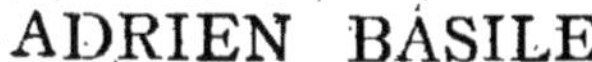

ADRIEN BASILE

Du ROLE et de la NATURE

DE

Certaines Secrétions

JUIN 1897

PARIS
IMPRIMERIE S.-M. ALONNIER ET PHILADELPHE
12, RUE DE CHATEAU-LANDON, 12

1897

ADRIEN BASILE

Du ROLE et de la NATURE

DE

Certaines Secrétions

JUIN 1897

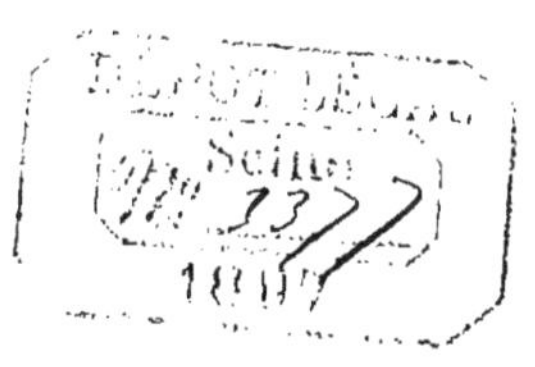

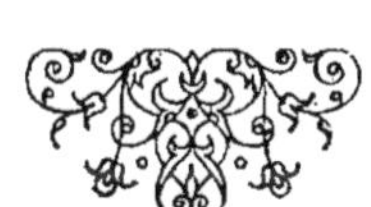

PARIS
IMPRIMERIE S.-M. ALONNIER ET PHILADELPHE
12, RUE DE CHATEAU-LANDON, 12

1897

DU ROLE ET DE LA NATURE

DE

CERTAINES SECRÉTIONS

MUTATIONS CHIMIQUES DANS L'ORGANISME

DÉCHETS NUTRITIFS. — EMONCTOIRES ET EXCRÉTIONS

En raison de la complexité de leur constitution chimique, les matières qui constituent notre organisme sont dans un état d'équilibre instable qui a permis d'assimiler les corps qui le composent à de véritables *explosifs*. Il y a, en quelque sorte, lutte entre les forces qui tendent à restituer à la nature inorganique les matériaux provenant de la désintégration de la matière organisée ; et, d'autre part, entre les forces qui tendent à assimiler à la matière organique les matériaux empruntés à la matière inorganique.

La perte journalière de l'organisme s'élève à :

Azote...........	20	grammes
Carbone........	300	—
Eau.............	3.000	— envir.

Pour que l'organisme se maintienne en bon état fonctionnel, ces pertes doivent être compensées par un apport de matériaux extérieurs, dont le choix rationnel constitue la *ration journalière d'entretien*.

Les physiologistes estiment, qu'en moyenne, elle doit être ainsi constituée :

Albuminoïde...............	120 grammes
Graisse....................	90 —
Hydrocarbonés.............	330 grammes
Principes minéraux........	32 —
Eau	2.818 —
Soit au total........	3.390 grammes

Tel est le bilan moyen des entrées et des sorties de l'organisme humain. On remarquera que les différents corps constituants, les éléments immédiats, les composés chimiques, n'y figurent pas dans la même proportion.

Ainsi l'eau y entre pour un chiffre considérable (dix fois environ celui des autres substances). On se l'explique sans peine, si l'on veut se souvenir que notre corps contient environ 75 0/0 de son poids d'eau ou des éléments de l'eau ; que les corps agissent surtout à l'état de solution : *Corpora non agunt nisi soluta*, et que l'eau le « dissolvant » en quelque sorte « universel » est de première nécessité pour faciliter, favoriser les réactions chimiques dont la résultante constitue la vie.

Toutefois il importe de remarquer que l'ingestion inutile et exagérée d'eau a aussi ses inconvénients, ses dangers même ; outre qu'elle affaiblit, par exemple en augmentant avec la proportion d'urine, la proportion de matériaux solides enlevés sous forme d'urée, elle abrégerait la vie dans le *rapport de trois à deux*.

Il importe de remarquer aussi que, dans l'alimentation, les principes azotés sont aux principes non azotés, dans le rapport de 1 à 3 1/2.

Albuminoïdes.....	120 grammes	
Graisse...........	90 gr.	420 gr. = 120X3 : 5
Hydrocarbonés....	330 gr.	

D'après Fürstemberg, cette proportion serait la plus favorable à lengraissement, l'expérience ayant démontré que les féculents ne favorisent la production de la graisse qu'à condition d'être associés à une certaine quantité de graisses et d'albuminoïdes.

Les cellules qui composent notre organisme sont le siège de mutations chimiques ayant pour objet de pourvoir aux échanges de matériaux qui s'effectuent par le moyen des deux grandes fonctions d'*assimilation* et de *désassimilation*.

Ces mutations consistent en phénomènes de déboublement, de fermentations, d'hydratation, d'oxydations, qui ont pour résultante finale, des destructions organiques et l'expulsion, l'élimination des produits désassimilés.

Cet acte de dépuration constitue l'excrétion. Il a pour objet de séparer du sang des principes qui se sont formés dans l'organisme et qui sont devenus pour celui-ci non seulement inutiles ; mais, le plus souvent, dangereux.

Les excrétions sont la conséquence de la respiration interne, c'est-à-dire des oxydations et mutations qui font pénétrer l'oxygène du sang dans l'intimité des tissus.

Des organes, des tissus sont plus particulièrement affectés à cette grande et indispensable fonction de la dépuration organique. Tous n'ont pas la même importance, quoiqu'il y ait cependant entre eux des liens étroits, tant dans le mode de leur fonctionnement, que dans la nature des produits éliminés, que de leur nécessité indispensable, que de la manière dont leurs secrétions se balancent et se suppléent.

Les chiffres suivants indiquent l'importance relative des divers organes préposés spécialement à la *fonction d'excrétion* ou *d'élimination.*

Des déchets de l'organisme il est éliminé par :

Les voies respiratoires........	32 0/0
Les voies cutanées............	17 —
Les voies urinaires...........	46,5 —
Les voies intestinales.........	4,5 —

Par l'élimination, l'organisme se débarrasse donc des substances toxiques qui se sont formées dans son intérieur (telle que l'urée et autres produits excrémentitiels), ou qui y ont été introduites (poisons, médicaments).

Ces dernières substances, et d'une manière générale, tous les principes introduits par une voie quelconque dans le sang, et *qui ne sont pas susceptibles d'être utilisés pour la constitution des tissus* doivent être, comme les déchets de l'organisme eux-mêmes, rejetés au dehors. C'est surtout par la peau, le rein, l'intestin, que ces substances sont éliminées. Aussi, importe-t-il au médecin de se bien pénétrer que l'intégrité de ces organes est nécessaire, si l'on veut que les médicaments puissent être éliminés, apres avoir exercé leur action sur l'organisme.

Cette propriété des surfaces d'élimination, d'êtreaffectées, choisies, par telles ou telles substances, est souvent utilisée en thérapeutique ; on choisit la substance médicameuteuse de telle sorte qu'elle agisse, en s'éliminant, sur telle partie du corps que l'on veut guérir ou améliorer. C'est ainsi qu'agissent les médicaments spéciaux du rein, du poumon, de la peau, de la muqueuse intestinale.

Parmi les déchets de l'organisme, sont des alcaloïdes physiologiques, qui ont été spécialement étudiés par Gautier, qui les a désignés sous le nom de leucomaïnes. Ces leucomaïnes sont des produits de destruction des albuminoïdes, au même titre que l'urée, l'acide urique, etc.

Elles ont un grand pouvoir toxique ; pourtant, en général, leur présence dans l'organisme n'entraîne pas d'accidents. C'est que, en effet, elles sont ou brûlées par l'oxygène, ou éliminées, par les reins, la peau, la muqueuse intestinale, pulmonaire, etc.

Pour la même raison, donnée plus haut, on conçoit l'indispensabilité absolue de l'intégrité des épithéliums excréteurs, éliminateurs des produits toxiques d'origine animale, généralement doués d'une puissance novice plus considérable que les poisons minéraux. Du reste, il suffit de penser aux conséquences graves et à la terminaison souvent fatale des maladies des voies éliminatrices, rein, poumon, etc., pour être convaincu de la réalité de ces dires.

Les secrétions respiratoire, cutanée, intestinale, urinaire, sont des secrétions éminemment dépuratives; elles rentrent dans le groupe des secrétions *excrémentitielles*, c'est-à-dire ayant pour but d'éliminer de l'organisme les matériaux devenus inutiles, dangereux. Nous étudierons seulement ces *secrétions d'épuration* dans lesquelles le rôle de l'organe secréteur consiste à opérer un véritable triage, une sorte de sélection parmi les déchets organiques que le sang apporte continuellement à son contact.

La cellule de ces glandes ne saurait être considérée *simplement comme un véritable filtre*, à travers lequel les échanges s'effectueraient par simple action osmotique. La paroi épithéliale ne peut être, rationnellement, assimilée à une membrane morte, inerte ; c'est un élément trop souvent négligé, malheureusement dans l'interprétation des phénomènes glandulaires. Il importe donc de tenir compte de l'activité des cellules, éléments vivants, agissant en vertu de leur activité propre, de la différenciation physiologique qui attribue à chaque organe un rôle spécial, conséquence de la grande loi de la *division du travail* ces éléments cellulaires ont aussi leur *rôle électif*, leur *électivité*, comme on dit journellement.

Cette notion de l'*électivité* s'impose comme une *vue de l'esprit*, comme une conséquence, aussi bien de la vie du protoplasma que de la différenciation organique, qui se traduit à son tour comme une différenciation fonctionnelle.

Elle s'impose également comme un fait vérifié par l'expérience, et qui est d'une importance capitale en thérapeutique.

N'est-ce pas sur cette propriété que repose la médecine spécifique? N'est-ce pas toute la doctrine de l'*électivité médicamenteuse* d'Hayem, qui fait que chaque médicament porte ses effets d'une manière exclusive et plus particulière sur un élément anatomique?

Cette *électivité spéciale* des cellules glandulaires, qu'on admet sans conteste, lorsqu'il s'agit de matières médicamenteuses, n'est-il pas rationnel de l'admettre également, lorsqu'il s'agit de l'élimination des déchets organiques, lesquels ne sont, en dernière analyse, que des poisons au même titre que les médicaments? Et n'est-il pas permis de proclamer l'électivité physiologique des cellules au même titre que l'on proclame leur électivité médicamenteuse? Raisonner différemment nous semble illogique; et c'est parce que nous sommes convaincu de nous rapprocher de la vérité, que nous allons nous efforcer de démontrer, avec la corrélation fonctionnelle des diverses surfaces éliminatrices, leur action élective, en même temps que nous verrons les actions qui se passent à la surface des divers épithéliums de secrétion éliminatrice être autre chose que de simples phénomènes d'endosmose et d'exosmose relevant simplement des lois physiques ou chimiques.

L'ÉLIMINATION PULMONAIRE

ROLE GLANDULAIRE DU POUMON

La fonction du poumon n'a pas seulement pour objet le phénomène désigné sous le nom d'*hématose*, et qui consiste en ce que le sang veineux, en traversant cet organe, se charge d'O et se débarrasse de CO^2 Elle présente un exemple de *cumul physiologique* sur lequel on n'insiste pas suffisamment : grâce à son élasticité, au fonctionnement du thorax, du diaphragme, le poumon joue un rôle mécanique permettant l'apport de l'oxygène à l'hémoglobine des globules sanguins. Mais encore, son épithélium joue un rôle spécial, comme nous le ferons voir plus loin, non seulement pour l'élimination de CO^2 et l'absorption de O ; mais aussi pour l'élimination de divers autres produits excrémentiels, accidentellement introduits dans l'organisme (ail, musc, alcool, etc.) ou s'y formant par suite des mutations physiologiques. Ce rôie spécial joué par l'épithélium pulmonaire a conduit à considérer le poumon comme une glande.

Mandl s'étend longuement sur l'analogie du poumon et d'une glande en grappe, et considère la fonction pulmonaire comme une secrétion.

Ch. Robin, dans ses *leçons sur les humeurs*, dit : « L'exhalation pulmonaire et bronchiale est, par l'origine « et la nature de son principe immédiat fondamental, ana- « logue aux excrétions des autres parenchymes non glan- « dulaires, reins, glandes sudoripares. »

« Le poumon excrète de l'acide carbonique, de l'eau, des « traces de matières azotées coagulables, et accidentelle- « ment, divers principes volatils, tels que alcool, essences « etc., etc., au même titre que le rein et les organes sudo- « ripares excrètent de l'urée. »

Des considérations anatomiques semblent justifier cette notion du poumon-glande. Il y a non seulement analogie, mais, en quelque sorte identité entre le poumon et les glandes en grappes.

La partie secrétante du poumon est représentée par les *lobules pulmonaires* qui équivalent aux *acini* des glandes en grappes; les *cellules ou vésicules pulmonaires* correspondent aux *culs-de-sac des acini* de même que *les canalicules respirateurs* du poumon répondent aux tubes secréteurs des glandes en grappes.

Seulement, dans le poumon, les vaisseaux sanguins sont étalés entre la paroi propre du lobule et l'épithélium tandis que dans les glandes ordinaires, la paroi propre est interposée aux vaisseaux et à l'épithélium glandulaires.

Cette disposition ne détruit pas le bien-fondé de la doctrine du poumon glande; elle résulte simplement de l'adaptation organique qui ne pouvait être autre, les produits à éliminer par le poumon étant essentiellement gazeux.

De même que l'épithélium des conduits secréteurs d'une glande en grappe diffère de celui des conduits excréteurs, de même, dans le poumon, l'épithélium des conduits excréteurs est cylindrique et pourvu de cils vibratiles, alors que celui des canaux secréteurs et des acini est pavimenteux.

Même analogie au point de la vue de la constitution de la paroi :

	Partie secrétrice	Canal excréteur
Glande en grappe :	paroi propre, mince, à un seul feuillet	Plusieurs couches
Poumon	paroi propre, mince, une seule couche de cellules	Plusieurs feuillets

Entre les acini et les lobules pulmonaires, il existe, dans les glandes en grappes, comme dans le poumon, une trame plus ou moins serrée de tissu conjonctif; l'ensemble du poumon, comme l'ensemble d'une glande en grappe est limité par une couche celluleuse; et on peut dire : *Anatomiquement*, le poumon est une glande en grappe et « les « alvéoles pulmonaires sont aux bronchioles ce que les « culs-de-sac secréteurs des glandes sont aux ramifica- « tions des conduits excréteurs. » (*Dechambre, Dictionnaire des sciences médicales*).

Le *développement embryologique* du poumon le rapproche des glandes en grappe, qui naissent par une involution épithéliale. Il ne vient à l'esprit de personne de contester le caractère glandulaire des involutions qui se produisent sur le parcours du canal intestinal. Le poumon, aussi bien que ses conduits excréteurs, larynx et trachée, se forme aux dépens de l'intestin céphalique.

« Il nait, dit Hertwig (1) à la face ventrale de l'intestin « céphalique, une gouttière qui se dilate légèrement à son « extrémité proximale. Bientôt, elle est délimitée latérale- « ment par deux replis qui divisent incomplètement cette « partie de l'intestin céphalique. C'est là le premier indice « de la formation de l'œsophage et de la trachée. Peu de « temps après, l'extrémité postérieure de la gouttière « pousse deux bourgeons creux, deux petits tubes repré- « sentant les ébauches du poumon. »

N'est-ce pas là le mode de développement des glandes acineuses? Pourquoi alors refuser cette qualité au poumon? D'ailleurs, il suffit de suivre Hertwig pour se convaincre de l'identité embryologique de ces organes.

---

(1) Développement de l'homme et des vertébrés.

« Puis, dit-il, chaque tube émet à la *façon des glandes* « *acineuses* (1) des évaginations creuses, qui s'engagent « dans le tissu conjonctif ambiant et qui se dilatent, à leur « extrémité aveugle en des vésicules ».

ROLE ACTIF DU TISSU PULMOMAIRE DANS LES ACTES D'ABSORPTION D'OXYGÈNE ET D'ÉLIMINATION DANS LE POUMON

L'étude attentive des phénomènes qui se passent au niveau du poumon montre que cet organe doit être regardé comme une véritable glande excrétrice.

En effet, ce qui, *physiologiquement*, caractérise un épithélium jouant un rôle glandulaire, c'est l'activité propre, spécifique, de cet épithélium, par rapport au produit séparé du sang qui le baigne, directement ou non ; c'est en un mot le rôle actif, c'est-à-dire tenant aux propriétés même du protoplasma, joué par le tissu constituant l'organe considéré.

Jusqu'ici, on a admis les forces physiques qui président à la diffusion des gaz à travers les membranes comme les agents des échanges qui s'opèrent à la surface du poumon. Les lois de l'osmose suffisaient à l'explication du phénomène de la respiration extérieure, c'est-à-dire de celle qui amène l'air du dehors au contact de l'hémoglobine du sang.

On s'appuyait, pour expliquer les échanges gazeux :

1° Sur la différence des tensions de l'oxygène et de l'acide carbonique dans l'air inspiré et l'air expiré :

	Oxygène	Azote	CO^2
	—	—	—
Air inspiré..........	21 0/0	79 0/0	0,4 à 0,06
Air expiré...........	15,3 —	79 —	5,5 0/0 (Vierordt)

Chiffres qui indiquent que si l'air inspiré est plus riche en oxygène que l'air expiré, par contre, celui-ci renferme une plus forte proportion d'acide carbonique ;

(1) D'après His, chez l'homme, vers la fin du premier mois.

2° Sur la différence de composition du sang veineux qui se rend au poumon et du sang artériel qui va du poumon au ventricule gauche :

	Oxygène	Azote	CO^2
	—	—	—
Sang veineux allant au poumon	12 0/0	2 0/0	45 0/0
Sang artériel venant du poumon	18 0/0	2 0/0	38 0/0

Ces chiffres représentant les moyennes d'expériences nombreuses dues à Pflüger, Preyer, Setschenow, Paul Bert, etc., montrent que le sang perd de son acide carbonique pendant son passage à travers le poumon, et d'autre part qu'il emprunte de l'oxygène à l'air contenu dans les alvéoles.

3° Sur la différence de tension des différents gaz respiratoires, contenus dans l'air des alvéoles et dans le sang, différence qui permet d'expliquer par le détail le mécanisme de l'échange gazeux.

	Oxygène	CO^2
	—	—
Air des alvéoles	de 100 à 130 m/m de Hg	26 mm de Hg (Wolffberg, chien trachéotomisé) 41 mm de Hg (Vierordt, chien non trachéotomisé)
sang	64 m/m Hg	30 mm de Hg (Wolffberg chien trachéotomisé) 44 mm de Hg (Strassburg, chien non trachéotomisé)

Ces chiffres ont servi à établir la théorie respiratoire dite des *échanges osmotiques*. Ils ont été corroborés :

1° Par les *expériences de Paul Bert*, démontrant que la quantité d'O du sang augmente ou diminue, selon que la pression de l'O dans l'air augmente ou diminue ;

2° Par les *expériences de Christian Bohr* montrant que la teneur du sang artériel en CO^2 augmente avec celle de l'air en CO^2 ;

3° Par les *recherches de Wolffberg*, montrant que la tension du CO^2 est la même (28 m/m. 5 de Hg,) dans le sang du cœur droit, et dans un territoire pulmonaire fermé à l'aide du cathéter pulmonaire, ce qui prouve un équilibre parfait de tension pour l'acide carbonique.

Ces faits, qui rentrent dans le cadre de la loi des échanges osmotiques des gaz, donnaient en apparence, une explication suffisante du phénomène de la *respiration extérieure*. Mais, si la loi qui préside à ces échanges doit s'appliquer à la respiration, il en résulte que celle-ci devient impossible, tant que les conditions suivantes ne sont pas remplies :

a) D'un côté la tension de l'oxygène dans le sang artériel doit être inférieure ou au plus égale à celle de l'O dans l'air des alvéoles ;

b) D'autre part la tension de l'acide carbonique dans le sang artériel doit être supérieure ou au moins égale à celle de CO^2 dans l'air des alvéoles.

Car on sait que la rapidité du passage d'un gaz à travers une membrane osmotique dépend de la différence des tensions de ce gaz, de part et d'autre de la paroi de séparation.

C'est pour élucider cette question que Christian Bohr de Copenhague a cherché à vérifier si les conditions ci-dessus indiquées étaient constamment remplies dans la respiration.

Le principe de sa méthode consiste à faire séjourner le sang en circulation, dans une atmosphère connue, où la diffusion gazeuse se produit rapidement et où l'on déduit la tension des gaz du sang de la mesure de la tension des gaz de cette atmosphère.

D'une manière générale, il est arrivé à ce résultat : il a constaté *que la tension de l'oxygène est plus grande, et celle de l'acide carbonique plus petite dans le sang artériel que dans l'air des voies respiratoires :*

	Oxygène —	Acide carbonique —
Tension moyenne dans la trachée	115 m/m	Variable dans la moitié des cas, moindre dans le sang artériel.
Tension dans le sang artériel	122 m/m	

En résumé, les phénomènes respiratoires qui se composent :

1° De l'apport d'O au sang artériel ;

2 De l'excrétion pulmonaire, sont produit s par deux causes : la différence de tension des gaz et l'activité spécifique de l'épithélium qui tapisse les alvéoles du poumon.

Ce qui prouve bien la réalité, l'efficacité de ce rôle propre de l'épithélium alvéolaire, c'est : l'expérience de Hüfner sur la dissociation de l'hémoglobine.

La tension de dissociation de l'hémoglobine est de 64 millimètres, correspondant à une pression d'air de

320 millimètres. Mais, néanmoins on a pu faire vivre des animaux, très facilement, dans une atmosphère dont la pression est de 250 millimètres, correspondant à une pression partielle d'oxygène de 50 millimètres.

Ce fait montre bien le rôle actif de l'épithélium pulmonaire, car si la différence des tensions agissait seule, dans le cas qui nous occupe, le sang artériel ne contiendrait que de l'oxygène dissous et non de l'O combiné à l'hémoglobine.

Ainsi s'explique-t-on que la vie soit possible (montagnes, ascension en ballon) à des hauteurs où elle disparaîtrait, si les phénomènes d'échange gazeux étaient simplement osmotiques.

Ainsi comprend-on également les différences individuelles de résistance, à la dépression, à l'asphyxie, constatées chez les divers individus.

Ainsi, se rend-on compte comment il est possible de vivre dans une atmosphère où la tension de CO^2 est égale ou même un peu supérieure à celle du sang veineux et on comprend alors le rôle de glande active joué par le poumon, grâce à l'énergie propre de son épithélium, pour l'élimination de l'acide carbonique.

En résumé, les échanges au niveau du poumon se feraient par un double mécanisme : d'un côté différence de tension et échanges osmotiques ; de l'autre action propre de l'épithélium pulmonaire.

On conçoit que le jeu de ces deux actions soit nécessaire, si l'on veut bien se rappeler dans quel état sont les gaz contenus dans le sang.

L'*Azote* y est à l'état de simple dissolution et obéirait à la loi de Dalton, croit-on.

L'*Oxygène* y serait dissous, dans la proportion de 1|5, et combiné avec l'hémoglobine dans la proportion de 4|5.

L'*acide carbonique* serait dissous pour les 3|5 et pour les 2|5 autres, il serait combiné avec le phosphate et le carbonate de soude.

On peut alors, dans une certaine mesure, départager, s'il est permis de parler ainsi, les deux agents des échanges pulmonaires.

La cellule épithéliale agirait particulièrement sur O ou sur CO^2 combinés, par un mécanisme qui rentre dans ceux, encore ignorés, de la vie intime du protoplasme cellulaire, pour faire sortir ces deux corps de leurs combinaisons et les faire entrer dans de nouvelles.

En tout état de choses, l'activité propre de cet épithélium est considérable, puisque, en 24 heures, il est absorbé par le poumon 744 grammes d'O, que, d'autre part, il est exhalé par la même voie 443 litres de CO^2 dans le même temps, ce qui, en poids, équivaut à 867 grammes.

Quant à l'eau qui s'exhale de la surface pulmonaire sous forme de vapeur, M. Gréhant l'évalue à 547 grammes en 24 heures ; soit, en chiffres ronds, 500 grammes.

Cette eau provient surtout du sang, et c'est à tort qu'on en voudrait voir la seule source dans la combustion de l'H dans les profondeurs de l'organisme, attendu que la seule quantité d'eau éliminée par le poumon est plus considérable que celle qui est fournie par la combustion de l'hydrogène.

Les échanges d'O, de CO^2 et d'HO ne sont pas les seuls qui s'opèrent à la surface du poumon.

Il y a lieu de tenir compte encore de ces *matières organiques*, dont la nature se trahit par la mauvaise odeur, dans les salles occupées par un grand nombre de personnes, où l'air n'est pas suffisamment renouvelé ; qui déterminent la mauvaise odeur de l'haleine de quelques personnes ; et qui trahissent leur origine en colorant en jaune l'acide azotique et en rose une solution de nitrate d'argent.

Ces produits résultant de la désassimilation de tissus, semblent être éminemment nocifs et représentent, à l'état gazeux, l'équivalent des leucomaïnes qui s'éliminent par le rein, à l'état de solution ; ce qui permet d'établir le lien étroit qui existe entre le rein et le poumon, ce dernier organe envisagé comme organe sécréteur.

Indépendamment de ces excrétions, résultant des mutations physiologiques de notre organisme, le poumon en opère encore d'autres, provenant des substances qui y ont été accidentellement introduites.

Il élimine les substances gazeuses et volatiles, par une sorte d'action élective qui fait du poumon l'analogue des autres glandes.

De même que le foie élimine les sels de plomb ; le rein, l'iodure de K ; les glandes salivaires, les sels de Hg ; le poumon sert à l'élimination des substances volatiles introduites dans le corps ou s'y formant physiologiquement. C'est, en somme, *une glande chargée d'excréter les gaz.*

Les expériences de Nysten et de Cl. Bernard ont montré qu'on retrouve dans les gaz de la respiration les produits gazeux introduits dans le sang :

L'individu en état d'ivresse exhale une odeur vineuse prononcée au moment de l'expiration.

L'éther, le camphre, le musc, le chloroforme, les liqueurs alcooliques s'éliminent par le poumon.

Il en est de même de l'odeur alliacée due au sulfure d'allyle. Il est facile de s'assurer que c'est bien du poumon que vient l'odeur spéciale dégagée par les mangeurs d'ail habituels. En effet si l'on a soin, aussitôt l'ail ingéré, de leur faire soigneusement nettoyer la bouche, aucune odeur alliacée ne se dégage de cette cavité ; mais, 2 ou 3 heures après, quand l'ail a été digéré, absorbé; quand les produits résultant de sa digestion ont passé dans la circulation, l'odeur d'ail apparaît dans l'haleine expirée et cela dure jusqu'à ce que le sulfure d'allyle soit complètement éliminé. Si la personne retient sa respiration, elle n'exhale l'odeur d'ail qu'au moment de l'excrétion pulmonaire.

Ce que nous venons de dire de l'ail peut s'appliquer également à l'alcool, quoique les produits dégagés dans l'excrétion pulmonaire ne paraissent pas être l'alcool lui-même mais plutôt des produits volatils de diverse nature, contenus dans les boissons fermentées.

Si le rôle glandulaire du poumon a été si longtemps négligé par les physiologistes, cela tient au cumul des fonctions qui s'y accomplissent.

A côté des fonctions de secrétion sur lesquelles nous venons de nous étendre, il s'accomplit, par l'intermédiaire du poumon, une absorption d'oxygène qui constitue la partie essentielle de la respiration, et qui se fait par la voie pulmonaire ; la séparation de l'acide CO^2 du sang étant corrélative de l'absorption d'oxygène, on a cru ces deux fonctions liées si intimement que l'une était la conséquence immédiate de l'autre.

Les études physiologiques ont montré que le poumon n'est plus le lieu de production des combustions de l'organisme ; mais que celles-ci s'opèrent dans l'intimité des tissus ; là se fait la véritable respiration interne.

D'ailleurs un certain nombre de faits prouvent . 1° que *l'absorption de l'O peut se faire pendant que l'excrétion de l'acide carbonique est interrompue* C'est ce qui se produit après l'ingestion d'une certaine quantité d'alcool. Tant que les produits alcooliques s'exhalent par le poumon, l'acide carbonique diminue et disparaît presque ; ce qui n'empêche nullement l'absorption de l'O. Il en est de même chez les cholériques qui absorbent de l'O et n'exhalent que fort peu de CO^2.

2° Que *l'absorption de l'O peut être interrompue pendant que l'excrétion de l'acide carbonique continue.*

C'esi ce qui arrive avec des grenouilles privées d'O pendant plusieurs jours et qui continuent à exhaler CO^2; c'est ce qui se produit encore dans les cas d'asphyxie par CO^2, soit qu'on respire ce gaz au-dessus d'un brasier, d'une cuve à vin, ou que l'on se trouve enfermé dans une piâce où l'O diminue progressivement.

Ces faits nous montrent qu'il y a bien dans le poumon deux fonctions différentes iniercalées, enchevêtrées en quelque sorte ; mais que l'importance de l'une, *absorption d'oxygène*, ne doit pas nous faire négliger le rôle physiologique de l'autre, celle du poumon fonctionnant comme glande excrétrice.

Il est plus évident encore que cette fonction du poumon glande se justifie, qu'il est possible de rapprocher le schéma de cet organe de celui d'un parenchyme excréteur par excellence, le parenchyme rénal.

Réseau capillaire. — Le réseau capillaire du glomérule répond au réseau sanguin du lobule pulmonaire.

Epithélium. C'est un épithélium mince qui, dans le poumon comme dans le rein, tapisse les surfaces excrétrices.

Origines des voies sécrétrices. — A l'ampoule de Bowmann, qui encapuchonne le glomérule de Malpighi, répond l'infundibulum du lobule pulmonaire.

Tubes excréteurs. — Les divers tubes urinifères convergents correspondent aux bronchioles et aux bronches du poumon.

Produits excrétés. — Le rein élimine à l'état de dissolution des produits solides provenant d'une désassimilation incomplète ; le poumon élimine à l'état de gaz l'H^2O et le CO^2 qui proviennent d'une désassimilation complète.

Le rein élimine également les produits alliacés sur l'expulsion desquels nous nous sommes étendu, par les voies pulmonaires.

Tous ces rapprochements militent en faveur de la *théorie glandulaire du poumon*, qui n'est pas nouvelle d'ailleurs, puisqu'un de nos grands naturalistes, Blainville, plaçait au commencement de ce siècle, l'urine « excrément liquide » à côté de l'haleine « excrément gazeux » et rapprochait le poumon de la glande rénale.

LA DÉPURATION CUTANÉE. — SECRETION SUDORALE

Les glandes sudoripares constituent la voie d'excrétion périphérique de l'organisme.

Elles déversent la sueur d'une façon continue à la surface de l'organisme ; si celle-ci est peu abondante, et facilement évaporée, elle constitue la perspiration insensible ; si au contraire, elle est abondante, elle forme la sueur.

La composition de la sueur révèle que ce corps est un véritable produit d'excrétion des déchets organiques.

Là encore, comme dans toutes les secrétions, l'eau qui forme 75 0/0 du poids total de l'organisme et 90 0/0 du plasma sanguin, apparaît en quantité considérable.

Ce n'est pas tant, d'ailleurs, en qualité d'eau qu'elle est éliminée, mais comme véhicule des résidus solubles de la désassimilation des cellules.

Ce qui le prouve, du reste, c'est que chez les serpents, dont l'urine est solide, il n'y a pour ainsi dire pas d'élimination d'eau ; aussi, ne boivent-ils guère et leur sang ne renouvelle pas son eau aussi rapidement que chez les mammifères.

Un fait d'ailleurs, qui permet de rapprocher la secrétion cutanée du rôle joué par l'HO dans l'organisme et dans l'élimination des déchets organiques, c'est que la sudoriparité est pour ainsi dire nulle chez les serpents. « La peau de reptiles, à l'opposé de celle des amphibiens, est extraordinairement pauvre en glandes. » (*Wiedersheim. Anat. comp. des vertébrés.*)

La quantité de sueur secrétée varie non seulement avec les individualités, mais avec les circonstances. Quelques physiologistes admettent le chiffre de 1 kil. 300 pour l'excrétion sudorale de 24 heures.

Elle contiendrait de 15 à 20 grammes de matières solides, soit 1/4 du produit solide de l'urine (dont moitié de matières extractives et moitié de sels (1).

D'après Krause et Sappey, la longueur totale des glandes sudoripares, dont le tube, détortillé, atteindrait

(1) H^2O.................... 990
Matières extractives.. 5 (dont 1 d'urée)
Sels.................. 5 (dont 4 de Na Cl.)
Total........ 1.000

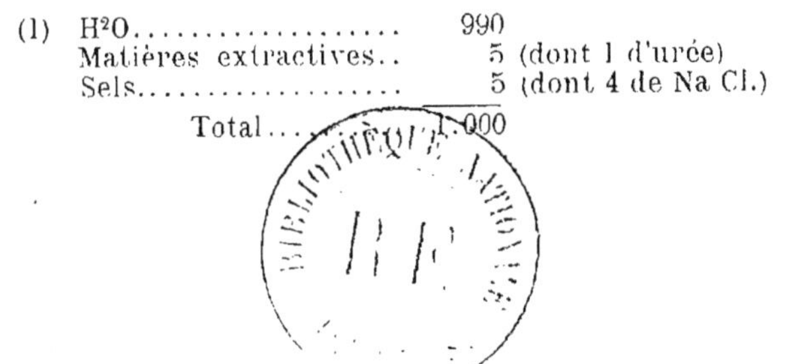

2 millimètres de longueur, est de 4 Km. ce qui a permis d'évaluer la masse totale de l'appareil sudoripare à celle d'un *demi-rein*, ou d'un *quart* de l'appareil rénal.

D'après Viault et Jolyet, la sueur éliminerait également le *quart* de la quantité d'eau éliminée par l'urine.

« Dans l'urémie, dit Béclard (*Physiologie*), lorsque la proportion d'urée contenue dans le sang est augmentée, la quantité d'urée contenue dans la sueur augmente également. »

Par ces chiffres et ces faits, on voit quels rapports fonctionnels s'établissent entre la dépuration cutanée et la dépuration rénale. Nous laisserons donc volontairement de côté le rôle joué par la sudation comme assouplissant de l'épiderme et comme régulateur de la chaleur du corps. Nous nous attacherons spécialement à son rôle dépurateur.

La sueur naturelle, comme l'urine est partout et toujours acide ; comme elle, elle devient alcaline par l'usage des eaux minérales alcalines, ou lorsque des réactions secondaires viennent à se produire.

Elle contient, comme l'urine des matières extractives, urée, sels organiques, sels alcalins, Na Cl ; et de même qu'elle élimine en moyenne le quart de la quantité d'eau excrétée par le rein, le rapport des solides éliminés par ces deux liquides est aussi de 1 à 4.

Si l'on rapproche les proportions relatives de ces deux secrétions cutanée et urinaire, on trouve que l'urine a son minimum de secrétion de 2 à 4 heures du matin ; son maximum, 4 heures après le repas.

Des recherches de Weyrich, il résulte que le minimum de la sudation a lieu vers 5 heures du matin et 1 heure après le repas, et que le maximum a lieu 4 à 5 heures après le repas.

Il faut ajouter, de plus, que le chiffre de la secrétion urinaire présente plusieurs oscillations, de même que celui de la secrétion sudorale, ces deux fonctions se trouvant influencées par une foule de circonstances tant extérieures qu'intérieures.

Mais il est un point sur lequel il est cependant bon d'insister ; c'est le minimum constant de secrétion sudorale qui a lieu une heure environ après le repas. Il correspond en effet à une abondante évacuation d'urine à ce moment de la journée.

Il indique le balancement fonctionnel qui se fait entre les voies urinaires et les voies cutanées. Ce balancement se rattache étroitement aux variations de la pression sanguine, que régit l'appareil vaso-moteur.

On sait, en effet, que la secrétion sudorale est plus abondante l'été ; que l'hiver, elle est pour ainsi dire nulle ; mais qu'alors le maximum est atteint par la secrétion urinaire.

Ces faits s'expliquent facilement par l'action vaso-motrice. En effet, l'hiver, l'action du froid sur la peau produit le resserrement des vaisseaux cutanés, d'où élévation de la pression sanguine générale, dans les parties centrales du corps, et augmentation de la secrétion urinaire.

Inversement, la chaleur, en dilatant les vaisseaux de la peau, abaisse la pression générale et diminue la secrétion urinaire, tandis que la secrétion sudorale augmente ; il est bien connu, que l'on urine moins l'été que l'hiver, mais que l'on sue davantage.

Des modifications dans la composition du sang peuvent être également cause de ces phénomènes. Ainsi, par exemple, la présence de déchets dans le sang agit sur la secrétion sudorale ; ce qui nous permet d'établir immédiatement le rapport de balancement entre la secrétion pulmonaire et la secrétion cutanée.

Dès que la respiration est suspendue, partout où il y a des glandes sudoripares, en rapport, par leurs nerfs intacts, avec leurs centres sudoripares, le corps se couvre de sueur.

Ce fait se démontre facilement, quand on suspend l'effet de la respiration artificielle, chez un animal curarisé.

L'action du sang noir est prouvée, par les sueurs de l'asphyxie cardiaque, de l'asphyxie pulmonaire, de l'agonie.

Dans les cas pathologiques où l'urine est plus ou moins complètement supprimée, la sueur supplée, en partie, à l'insuffisance du rein, et excrète de l'urée, de l'acide phosphorique et des chlorures en fortes proportions.

Il existe également un rapport inverse entre la sueur et les secrétions intestinales. Chez les phthisiques, par exemple, quand la diarrhée se manifeste, les sueurs noctures diminuent ou cessent ; elles reprennent le plus souvent, lorsque le flux intestinal s'arrête.

RAPPORT DE L'ÉLIMINATION SUDORLE ET DE L'ÉLIMINATION PULMONAIRE.

D'après la moyenne des tableaux établis par Hannover et Scharling, dans leurs études sur la respiration, il résulterait que la moyenne de l'acide carbonique exhalé pendant un temps donné par la peau est à la quantité d'acide carbonique exhalée pendant le même temps par le poumon, comme 1 est à 38.

Autrement dit, le poumon exhale 38 fois plus d'acide carbonique que la peau.

La réalité du phénomène d'exhalation de CO^2 par la peau n'est plus à démontrer, depuis l'expérience de Spallanzani, que nous rappelons pour mémoire :

« Lorsqu'on introduit la main et une partie voisine de « l'avant-bras dans une cloche remplie d'air atmosphéri- « que, renversée sur une cuve contenant de l'eau distillée, « il suffit, au bout d'une demi-heure ou d'une heure, de « retirer son bras et de verser dans cette atmosphère un « peu d'eau de chaux pour y déterminer un précipité de « de carbonate de chaux caractéristique. »

Il semble difficile d'admettre que cette exhalation de CO^2 ait pu faire à travers la couche cornée, dont les cellules, durcies, épaissies, jouaient difficilement le rôle osmotique. Ceci ressort d'ailleurs de la difficulté qu'ont les substances extérieures à pénétrer à travers l'épiderme.

On sait que les différentes méthodes iatroliptiques d'absoption des médicaments ne réussissent qu'autant que l'on altère la peau par des actions mécaniques; ce qui a lieu par exemple avec les frictions mercurielles ; dans l'expérience de Colin (absorbtion de cyanure de K par la peau d'un che val, sur laquelle tombent pendant 5 heures des gouttes d'eau chargées de cette substance) ; — ou encore qu'il peut se produire des réactions chimiques qui favorisent l'absorbtion des substances médicamenteux en les mettant en liberté à l'état naissant (Théorie de Rabuteau relative à l'absorbtion de l'iode par la peau).

Les expériences faites à Vienne sur des malades traités par une longue immersion pour leurs maladies cutanées ont prouvé également, bien que l'immersion se fût prolongée pendant des semaines et des mois, — en se mettant, bien entendu à l'abri de nombreuses causes d'erreurs.

1° Qu'il n'y a pas eu d'absorption sensible ;

2° Que les malades plongés dans l'eau éprouvaient le sentiment de la soif et étaient obligés d'absorber autant de ce liquide que s'ils avaient vécu à l'air libre.

D'un autre côté Féodorow, de Saint-Pétersbourg, en 1885 est arrivé à cette conclusion que :

« La peau humaine normale et intacte n'absorbe pas les « substances médicamenteuses fixes, en solution aqueuse, « quelles que soient la concentration de la solution, la tem- « pérature et la force de projection du jet. »

Il est permis d'admettre que si l'épederme est imperméable de dehors en dedans, il doit l'être également de dedans en dehors.

Comment donc se fait l'absorption par la surface tégumentaire ? Par la même voie qui sert à l'excrétion tégumentaire ; c'est-à-dire par les épithéliums qui tapissent ou forment les glandes sébacées et surtout les glandes sudoripares.

C'est par ces dernières que s'échappe l'acide carbonique évacué par la peau.

La respiration cutanée ne débarrasse le sang que d'une quantité d'acide carbonique insuffisante pour empêcher l'asphyxie (1/38 de la quantité de CO^2 évacuée par le poumon) et elle ne saurait suppléer la respiration pulmonaire chez l'homme.

Cependant, et quoique l'opinion semble extravagante, on peut dire que *l'excrétion de l'acide carbonique par la voie cutanée se fait avec la même activité que l'excrétion d'acide carbonique par la voie pulmonaire et elle se fait par la glande sudoripare.*

Quelque paradoxale que semble cette opinion, les chiffres vont nous montrer combien elle fondée.

Reprenons donc notre chiffre précité :

$$\frac{\text{Acide carbonique excrété par la peau...}}{\text{Acide carbonique excrété par le poumon}} = \frac{1}{38}$$

Or, Sappey admet à la surface du corps 2 millions environ de glandes sudoripares.

Chaque glande forme un glomérule, résultant du pelotonnement du tube glandulaire, de 200 à 400 μ de diamètre. Nous pouvons admettre comme diamètre moyen du globe sudoripare 300 μ soit $(200+400) : 2 = 300$.

Le lobule coupé suivant un grand cercle, peut donc offrir une surface donnant l'apparence d'une volute, par suite de l'enroulement du tube sur lui-même.

Le rapport des diamètres du lobule et du tube glandulaire montrent que celui-ci est en moyenne pelotonné 5 fois sur lui-même.

Ce qui donne, pour la longueur de la partie de tube enroulée, en regardant l'enroulement formé seulement par une volute à 2 centres, une longueur de tube de

$$15\ \pi\ r \text{ de longueur ou}$$
$$15 \times \pi \times 80\ \mu = 376\ \mu$$

Ce qui pour 2 millions de glandes, donnerait une longueur de

$$188\ \mu \times 2.000.000 = 376 \text{ mètres}$$

La surface secrétrice serait donc la surface intérieure d'un cylindre de

$$376 \text{ m. de long sur } 40\ \mu \text{ de diamètre}$$
$$\text{soit } 2\ \pi \times 40\ \mu \times 376 = 8 \text{ dmq } 4499$$

Mais, si nous prenons comme unité le calibre d'un tube glandulaire, comme il ressort de la comparaison des dimensions du glomérule et de celles du tube, que glomérule $=$tube$\times$5 ; comme d'autre part, les surfaces sont proportionnelles au carré de leurs dimensions, il s'ensuit qu'il faut multiplier 8 dmq 4499 par 25 pour avoir la surface approximative excrétant le CO^2 dans les glandes sudoripares ; ce qui donne 8 dmq 4499 $\times$ 25 $=$ 211 dmq 2475.

D'un autre côté, d'après Marc Sée, la surface pulmonaire mesurerait près de 81 mètres carrés.

Or, si l'on établit le rapport de la surface de secrétion des glandes sudoripares et de la surface pulmonaire, on trouve que

$$\frac{211 \text{ dmq } 2475}{8100} = \frac{1}{38}$$

C'est-à-dire que le rapport de la surface d'élimination de l'acide carbonique dans les glandes sudoripares à la surface d'élimination de l'acide carbonique dans les poumons est le même 1[38 que celui des quantités de CO^2 respectivement éliminées par les organes en question.

Le calcul ci-dessus, qui nous a conduit à ce résultat remarquable n'a tenu compte d'ailleurs que de la partie pelotonnée (secrétante) de la glande sudoripare; ce qui semble indiquer, comme le faisait d'ailleurs présupposer l'histologie, que cette partie seule est la région secrétrice du tube contourné qui forme la glande sudoripare.

Ce résultat curieux permet d'établir un rapprochement physiologique tout naturel entre l'élimination pulmonaire et l'élimination du CO^2 par la voie cutanée et fournit un nouvel argument à la doctrine qui tend à faire regarder le poumon comme une glande.

Il représente, dans ces conditions, une masse de cellules glandulaires réunies en un foyer pour remplir une fonction physiologique, grâce à certaines dispositions spéciales, fonction qui s'accomplit partout où il existe des glandes sudoripares à la surface du corps.

DÉPURATION SUDORALE ET DÉPURATION SÉBACEE

Notre étude des secrétions dépuratives serait incomplète, si, à côté de la secrétion sudoripare, nous négligions de parler de la *secrétion sébacée.*

Elle s'effectue par l'intermédiaire des *glandes sébacées.* glandes en grappes formées de culs-de-sac multiples, qui entourent les poils, en général, et se trouvent également dans quelques régions, isolées; telles, on les trouve sur le gland, sur la face interne du prépuce, sur le mamelon, à l'entrée du vagin, dans le conduit auditif externe *(glandes cerumineuses).*

Ces glandes fonctionnent d'après le type *holocrine.*

« Les cellules profondes des culs-de-sac secréteurs s'in-
« filtrent de graisse; ces granulations graisseuses aug-
« mentent peu à peu de volume, se réunissent en goutte-
« lettes; les cellules se détachent alors de la membrane
« propre et sont refoulées par les cellules nouvellement
« formées; plus on se rapproche de l'embouchure du canal
« excréteur, plus les gouttelettes graisseuses deviennent
« volumineuses; la membrane et le noyau finissent par
« disparaître, et la secrétion ne consiste plus alors qu'en
« une *matière grasse*, mélangée de détritus épithéliaux.
« Il y a donc à la fois dans cette secrétion transformation
« graisseuse du protoplasma cellulaire et desquamation
« épithéliale. »

Le sébum contient environ 2/3 de son poids d'eau; le reste se compose de matières grasses, de sels minéraux et de quelques *matières extractives*. Ainsi, dans un kyste contenant 2 kilogrammes de matière sébacée, il y avait environ 15 grammes de cholestérine.

Pétrequin et Chevalier ont donné l'analyse suivante du *cerumen*, production secrétée par les glandes sébacées spéciales au conduit auditif externe :

Eau	100
Matières grasses	260
Corps solubles dans H^2 O	140
Corps solubles dans C^2 H^6 O^2	380
Corps insolubles	120
Total	1.008

Une étude plus complète de ces substances grasses excrétées par l'organisme a été faite par M. Buisine, dans sa thèse sur le suint des moutons, qui est l'équivalent, chez ces animaux, du produit des glandes sébacées chez l'homme.

Le salin du suint, c'est-à-dire la matière minérale obtenue par la calcination des eaux de désuintage forme la moitié du poids total du suint et contient, pour 100 parties :

Carbonate de potasse	72,92
Chlorure de potassium	8,08
Sulfate de potasse	6,37
Carbonate de soude	5,64
Sels divers	6,99
Total	100,00

Quant à la partie organique, elle est presque exclusivement formée d'acides de la série grasse. Voici, déduction faite des substances minérales, la composition de l'extrait desséché :

Acide acétique	14
Acide propionique	7
Acides butyrique, valérianique, caproïque, œnanthylique, ensemble	5
Acide caprique	3,5
Acides stéarique, palmitique et cératique	2,5
Acides oléiqueux oxyaléique	13
Suintine	8,4
Acide benzoïque	5
Acide lactique	11
Acide oxalique	3,5
Acide succidique	3
Tyrosine et produits goudronneux	14
Glycocolle	5
Composés azotés	5
Total	100

La matière sébacée, chez l'homme parait, d'après Lutz, presque essentiellement constituée par un mélange d'oléine et de palmitine, de savons alcalins, d'un peu de cholestérine et de sels, surtout de phosphates alcalins et terreux et de Na Cl.

Quant au cérumen il renferme environ :

HO^2	10 0/0
Matières grasses	26 0/0
Savon de KO	52 0/0

Avant d'interpréter ces chiffres, il est nécessaire de faire cette remarque, que chez le mouton les glandes sudoripares débouchent dans le conduit des glandes sébacées ; d'où le mélange des deux secrétions, qui donne naissance au suint.

Ce nouveau fait montre qu'il est rationnel de ne pas séparer la secrétion sébacée de la secrétion sudorale.

Si nous revenons sur l'analyse détaillée du suint, faite par M. Buisine, et qui a pu porter sur de grosses quantités physiologiques de matière sébacée, nous remarquons :

1° L'abondance de la potasse et la proportionnalité relativement faible de Na O dans le suint ;

2° Lesdites proportions sont renversées, en ce qui regarde la secrétion urinaire.

En résumé, les sels de potasse s'élimineraient par la peau, les sels de soude par le rein. Tel serait le départage des matières minérales entre ces deux sections de l'organisme.

Pour ce qui regarde les matières organiques, la distinction est aussi nettement tranchée ;

L'abondance des corps gras dans le suint démontre l'importance de la secrétion sébacée pour l'élimination des matières grasses.

La secrétion sébacée se différencierait donc de la secrétion urinaire, en ce que celle-ci élimine surtout les matières grasses.

Quant à la secrétion cutanée, on pourrait, dans ces conditions, la regarder comme formée de deux portions : l'une soluble comprenant les substances sudorales; l'autre insoluble, formée des graisses éliminées par les glandes sébacées.

DÉPURATION INTESTINALE

Comme le poumon, le tube intestinal a un double rôle. Il sert de voie d'introduction aux matières alimentaires, et l'absorbtion par les villosités intestinales devient l'équivalent de la respiration externe. Il peut être également considéré comme une sorte d'égoût collecteur par lequel sont éléminées des substances que nous pouvons grouper en deux catégories :

1° Celles qui proviennent de la partie non assimilable de la nourriture ;

2° Celles qui représentent des déchets de matières ayant servi à la nutrition.

1° Résidus insolubles des aliments.

Parmi ceux-ci, nous citerons les substances cornées, épidermiques, la nucléine, le tissu élastique et quelquefois les tendons très denses ; des matières grasses en excès, sous forme de graisses neutres ou de savons calcaires, provenant du régime lacté ; la cholestérine végétale, la cellulose végétale, les graines non digérés d'amidon, la chlorophylle, des fragments de caséine, dans le régime lacté. On y trouve encore des substances minérales, qui peuvent provenir des matières non absorbées, aussi bien que des résidus de la nutrition intime. Ce sont : le phosphate de CaO et de MgO (quantités notables), les chlorures, carbonates, phosphates et sulfates alcalins ; la silice et l'oxyde de fer, ces derniers en petite quantité.

A côté d'organismes inférieurs, tels que leptothrix, vibrions, etc., œufs d'heliminthes, se rangent :

2° Les produits de dédoublement et les substances excrémentitielles

Parmi les premiers, nous distinguons : les acides gras, butyrique, lactique, acétique, etc. ; l'excrétine, l'acide excrétoléique, la stercorine ou dyslisine, l'indol, le scatol et le phénol, donnant leur odeur aux excréments.

Les substances excrémentitielles comprennent l'hydrobilirubine, provenant des pigments biliaires, l'acide glycocholique, l'acide cholalique, par dédoublement de l'acide taurocholique, la cholestérine biliaire, la mucire et des débris épithéliaux.

De même que la bile abandonne une partie de ses éléments aux fèces, la salive, le suc intestinal, le fluide pancréatique, quoique ne se laissant pas aussi facilement reconnaître que la bile dans les fèces, abandonnent aux excréments une portion de leur substance pour être éliminée du corps.

L'excrétion par le tube digestif se rattache à l'excrétion pulmonaire par la présence de gaz dans l'intestin. D'ailleurs, ne connait-on pas un poisson, la loche des étangs (*cobitis fossilis*) qui avale à la façon d'un aliment assimilable, par le tube digestif, l'air qui sert à sa respiration.

Il est certain que la nature des gaz intestinaux dépend beaucoup de la nature des aliments qui ont été élaborés par le tube digestif; ainsi Chevreul donne les résultats suivants pour l'analyse des gaz recueillis dans le tube digestif d'un supplicié qui, deux heures avant son exécution, avait mangé du pain et du fromage de gruyère et bu de l'eau rougie.

	Estomac	Intestin grèle	Gros intestin
	—	—	—
O	11,0	0,0	0,0
CO^2	14,0	24,4	43
H	3,6	55,3	4,5
μ	71,4	20.1	51,0
Hydrogène carboné	0,0	0,0	5,4

L'examen de ces chiffres indique que ce sont l'Az et le CO^2 qui dominent.

Ce qui semble prouver que l'intestin est une voie d'élimination pour les matières gazeuses, c'est que, en l'absence des aliments et des réactions chimiques de la digestion, on observe assez fréquemment des accumulations plus ou moins considérables de gaz dans le canal alimentaire. Ce cas est celui de certaines personnes atteintes d'hystérie, d'hypochondrie, de chlorose. L'expérience a démontré, d'ailleurs, que si une anse intestinale, préalablement vidée de tout ce qu'elle pouvait contenir et comprise entre deux ligatures, est replacée dans l'abdomen de l'animal vivant, elle ne tarde pas à se remplir de gaz qui finissent par la distendre outre mesure. Il est possible que le dégagement gazeux provienne de la décomposition sur place des humeurs secrétées par la muqueuse intestinale ; mais on peut aussi bien admettre que le sang qui renferme, à différents états des CO^2, Az et O laisse s'exhaler ces différents gaz à travers les parois des vaisseaux de l'intestin.

LA STERCORHÉMIE

Les recherches du professeur Bouchard sur les substances nocives qui se produisent dans l'organisme par suite des mutations chimico-physiologiques ont permis d'établir un nouveau rapprochement entre l'action de l'émonctoire intestinal et celle de l'émonctoire rénal.

Les ferments anaérobiés du tube digestif, bactéries, vibrions, sont une cause des fermentations putrides de l'intestin, dans lequel ils pénètrent avec les boissons et même l'air avalé.

D'après Miquel et Marié-Davy, ils sont d'autant plus abondants qu'on se rapproche de l'anus. Ces fermentations putrides déterminent la production de gaz dans le canal intestinal des nouvaux-nés, qui n'ont jamais tété, ne contiendrait pas de gaz, par suite de l'absence des dits microbes.

Les maladies telles que diarrhée, dyssenterie, choléra, augmentent le nombre de ces microbes.

Ce seraient exclusivement les ferments anaérobies qui amèneraient la production des gaz du tube digestif; les diastases ou ferments solubles n'étant jamais accompagnées des dits gaz. Bouchard admet que les fermentations intestinales ont pour conséquence la production d'alcaloïdes analogues aux ptomaïnes. Ces alcaloïdes sont d'autant plus abondants que les fermentations sont plus intenses. Aussi la matière fécale est-elle très toxique dans sa partie dialysable. A la dose de 17 grammes de matière fécale par kilogr. d'animal, elle détermine la convulsion et la mort chez le lapin.

Lorsque le poison fécal n'est pas éliminé, il est absorbé par le gros intestin. L'empoisonnement survient quelquefois, et nombre de cas de ce genre sont mis au compte de l'urémie, qui sont, en réalité, imputables à la *stercorhémie*.

Lorsque les matières ainsi reprises par l'intestin ne deviennent pas nuisibles, c'est que leur absorption ne s'est faite que très lentement, et que, au fur et à mesure, le poison peut être éliminé par le rein. Cette élimination peut se rapprocher de celle du curare par le même organe. L'animal, en expérience survit, en effet, si l'on a la précaution d'entretenir la respiration artificielle, jusqu'à ce que le rein ait eu le loisir, en débarrassant l'organisme du curare, de faire cesser la paralysie des terminaisons motrices des nerfs.

L'UTÉRUS ENVISAGÉ COMME ÉMONCTOIRE

MENSTRUATION ET EXCRÉTION

Il est un organe sur le rôle excréteur duquel on n'a pas assez insisté jusqu'ici. Il s'agit de l'utérus. La menstruation, en effet, s'accompagne d'une série de phénomènes de mues épithéliales, notamment dans la matrice; ces mues sont sympathiques du développement ovarique et, si généralement elles se produisent sous forme de fonte des cellules, très souvent, la desquamation se fait en bloc, dans le cas de dysménorrhée membraneuse exfoliante par exemple.

Cette mue menstruelle correspond à un besoin de dépuration qui, lorsqu'il ne s'effectue pas par la voie utérine, cherche une voie de substitution. C est ainsi qu'ou voit des femmes avoir à l'époque des régles des hémorrhagies *nasales*, *pulmonaires*, *intestinales*. On a même rapporté le cas de femmes dont les seins étaient, chaque mois, le siège de tuméfactions douloureuses, puis d'écoulements, d'abord séreux, puis sanguinolents, qui duraient une huitaine de jours.

C'est un fait d'observation banale, qqe la menstruation apparait comme une véritable dépuration de l'organisme, accompagnant la ponte ovarique, la déhiscence du follicule de Graaf.

Il semble qu'au moment où la menstruation approche, l'organisme femelle soit encombré de matières nocives, qui traduisent leur activité interne par des poussées extérieures de boutons, de rougeurs, d'exanthèmes, de desquamations cutanées qui font le désespoir des femmes, en même temps qu'elle dénoncent leur état physiologique.

Il est de constatation banale, que la période menstruelle passée, la femme est beaucoup mieux portante, beaucoup plus fraîche, beaucoup plus alerte, physiquement et psychiquement que durant la période prémonitoire ou la période d'activité.

On a, par ce fait simple, l'idée que la menstruation doit jouer un rôle dépuratif. En pénétrant plus avant dans l'examen des faits, on est obligé de reconnaître qu'ici encore la suppléance de secrétion apparaît, affirmant une fois de plus la corrélation, la collatéralité physiologique des diverses surfaces secrétrice de l'organisme.

D'une manière générale, on peut dire que, durant la période menstruelle active, les autres secrétions dépuratives diminuent chez la femme, tandis qu'au contraire, elle augmentent, quand l'activité menstruelle est supprimée ou suspendue.

Le rapport de la dépuration par la voie utérine et par le rein sont démontrés par ce fait :

D'une manière générale, la proportion d'urée dans le sang serait d'environ 0,17 0/00 chez l'homme sain.

Les circonstances qui entravent le travail éliminatoire en augmenteur, naturellement, la proportion dans le sang.

Or, il a été trouvé, chez deux femmes atteintes d'aménorrhée (suppression momentanée des règles) que la proportion d'urée dans le sang s'élevait à 0,26 à 0,29 0/00.

Voilà-t-il pas une preuve du rôle dépurateur joué par l'utérus et auquel devra suppléer le rein, dans des cas analogues, sous peine de voir apparaître des accidents urémiques ?

D'un autre côté, il est constaté que « la menstruation di- « minue la proportion d'urée contenu dans l'urine, et cette « diminution qui débute un ou deux jours avant, se prolonge « un ou deux jours après » (*Beaunis*, *Physiologie*).

D'ailleurs à ce moment, la nutrition interne subit des modifications profondes, ce qu'indique encore l'odeur spéciale que prend la sueur des femmes ayant leurs menstrues, par suite des modifications dont leur organisme est le siège.

Non moins remarquables sont les rapports de l'élimination dépurative par le poumon et par la voie menstruelle.

Les recherches d'Andral et Gavarret sur la respiration ont mis en évidence le rôle dépurateur de l'utérus et de la menstruation.

Ils ont montré, par une série d'expériences minutieuses :

1° Que la quantité d'acide carbonique exhalée est, *à poids égal*, à peu près la même chez la jeune fille non réglée et chez le jeune garçon non pubère ;

2° Qu'elle va en augmentant avec l'âge chez le jeune garçon de 8 à 30 ans, puis elle commence à décroître pour redevenir, à l'extrême vieillesse, ce qu'elle était à l'âge de dix ans ;

3° Que chez la femme, l'exhalation d'acide carbonique devient brusquement stationnaire, dès qu'elle a ses premières règles, et qu'elle y reste jusqu'à l'époque de la ménopause, en demeurant inférieure, toujours *à poids égal* à celle éliminée par l'homme ;

4° Qu'elle *augmente à l'époque de l'âge de retour* (ménopause), puis qu'elle diminue progressivement, comme chez l'homme, par le fait de la vieillesse.

Au contraire, toute cessation des règles, soit accidentelle, soit physiologique (grossesse), s'accompagne d'une élévation momentanée dans la proportion d'acide carbonique exhalé par le poumon.

Cette augmentation de l'excrétion pulmonaire d'acide carbonique paraît se rattacher exclusivement à la suppression des règles et non pas aux modifications physiologiques introduites par la grossesse dans l'organisme féminin.

En effet, l'activité vitale de la mère semble plutôt diminuer que s'accroître pendant la gravidité utérine ; les combustions et mutations chimiques paraissent se faire moins activement, car la plupart des femmes engraissent, en général, pendant leur grossesse. La combustion du C. dans l'organisme et la production de CO^2 devraient donc plutôt se ralentir à cette période. D'un autre côté, les dernières périodes de la grossesse sont caractérisées par une diminution notable des globules du sang de la femme (autre cause de diminution de l'intensité des combustions organiques), ce qui explique l'état d'épuisement dans lequel elles tombent, dans les dernières semaines qui précèdent l'accouchement.

Ces raisons semblent probantes pour montrer que l'augmentation de l'excrétion pulmonaire de CO^2 pendant la grossesse tient à la suppression des règles plutôt qu'à l'état de la femme grosse.

D'ailleurs, il existe une autre raison, péremptoire, celle-là, c'est que l'augmentation de CO^2 dans les voies pulmonaires apparaît aussi bien lorsque, en dehors de la ménopause, l'hémorrhagie menstruelle est entravée, empêchée par toute autre cause que la grossesse.

Pas n'est pas besoin du reste, de s'étendre en très longues considérations théoriques sur ces phénomènes. Il suffit de ne pas oublier : 1° que la quantité de sang émis à chaque période menstruelle est de 100 à 200 grammes (sauf différences individuelles ; 2° que ce sang est du sang veineux très riche en acide carbonique.

LES DECHETS URINAIRES

ET LES FONCTIONS PSYCHIQUES

L'activité intellectuelle a son retentissement sur la composition de l'urine. L'élément nerveux paraît surtout exiger des albuminoïdes pour sa nutrition.

Dans l'analyse du cerveau, on constate la présence des produits de désassimilation des substances albuminoïdes (créatine, xanthine, hypoxanthine, acide urique, etc.) Dans les cendres, prédominent le potassium et l'acide phosphorique :

	Substance grise	Substance blanche
	—	—
Eau	80,85	65,76
	à l'état sec	
Substances albuminoïdes et glutine..	57,57	24,72
Lécéthine	17,24	9,90
Cérébrine	0,53	9,55
Cholestérine et graisses	18,68	51,90
Substances insolubles dans l'éther...	6,71	3,34

L'urée serait un des principaux produits de désassimilation de la cérébrine ; les phosphates proviendraient de la lécithine ; la cholestérine résulterait de la combustion des matières grasses.

Pour Byasson, l'activité cérébrale amènerait une augmentation d'urée, de phosphates et de chlorure de sodium et une diminution d'urée dans l'urine. La quantité d'urée, selon le degré d'activité cérébrale, varierait selon les chiffres suivants :

Activité cérébrale nulle, urée.....	20
Activité cérébrale moyenne.......	22
Activité cérébrale très grande	23

Pour Flint, de New-York, le produit excrémentitiel formé par la désassimilation du cerveau et des nerfs serait plus spécialement représenté par la cholestérine, séparée du sang par le foie et déversée dans l'intestin avec la bile.

Il s'appuie sur des analyses comparatives du sang de la carotide et du sang de la jugulaire, dans laquelle la proportion de cholestérine était plus forte que dans la jugulaire.

L'élimination des phosphates donne une moyenne de 2 gr. 8 par jour, soit 0 gr. 44, par kilogramme du poids vif.

On attribue à l'activité cérébrale une action dans la production des phosphates.

D'après Sülzer et Strübing, il y aurait augmentation notable des phosphates par le travail cérébral.

Mairet a également constaté cette augmentation dans certaines névropathies caractérisées, physiologiquement, par une augmentation d'activité de la cellule nerveuse, qui a pour conséquence une désintégration nerveuse beaucoup plus considérable. Ainsi a-t-il constaté encore l'augmentation des phosphates dans l'urine au moment des attaques d'épilepsie, dans l'hypochondrie, dans les accès de manies.

Ritter a signalé également une augmentation des phosphates dans l'urine à la suite d'excès de coït.

On se rend facilement compte de ce fait, si l'on songe à la dépense nerveuse déterminée par l'acte vénérien, dépense qui se traduit par la dépression générale de l'organisme qui suit tout coït unique, et à plus forte raison, tout coït répété.

D'autre part, toute action diminuant l'activité fonctionnelle du système nerveux se traduit, dans les urines par une diminution des produits excrémentitiels dont l'origine est rapportée à la désintégration des cellules nerveuses des centres cérébraux.

Les phosphates acides diminuent dans l'urine, dans dans certains cas, chez les déments, chez les maniaques, chez les épileptiques, dans l'intervalle des attaques.

Des remarques analogues ont été faites, dans le même ordre d'idées sur les urines des neurasthéniques.

Les recherches de Gautrelet ont ouvert la voie en ce sens. Vigouroux a prouvé que l'urine des neurasthéniques est hyperacide, avec diminution des produits excrémentitiels et la présence anormale des produits d'une oxydation incomplète. « Non seulement ils combinent mal et désassimilent « insuffisamment, mais encore, ils s'encombrent de maté- « riaux toxiques, anormaux, dont la présence peut aggra- « ver et entretenir létat morbide général. (1) »

Cette formule en quelque sorte chimique de la neurasthénie, s'appliquerait, suivant Gélineau, aux *phobiques*, individus affectés de peurs maladives, qui seraient devenus tels par causes dépressives ou diathésiques.

(1) GÉLINEAU. *Des Peurs maladives ou Phobies.*

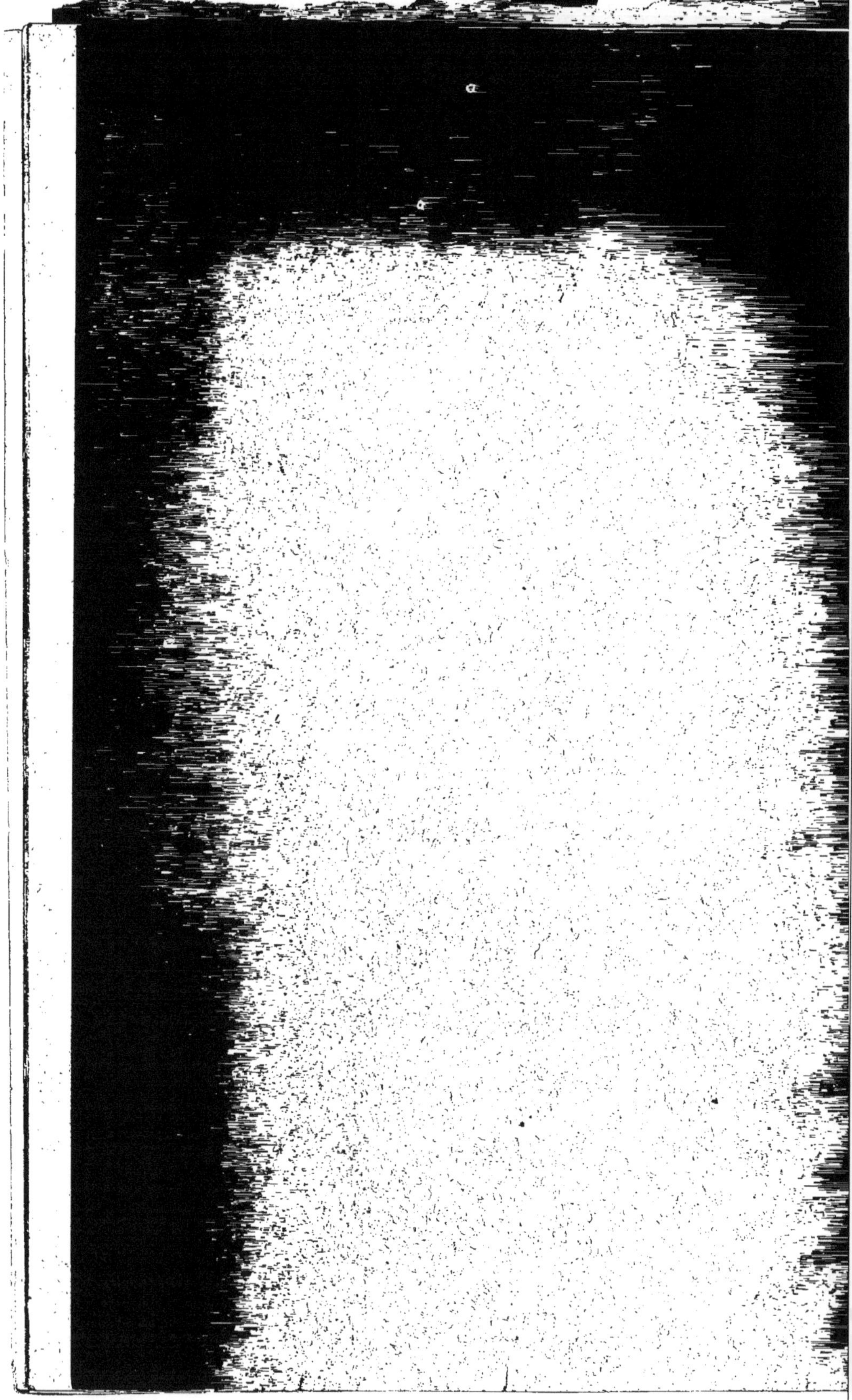

www.ingramcontent.com/pod-product-compliance
Ingram Content Group UK Ltd.
Pitfield, Milton Keynes, MK11 3LW, UK
UKHW020354250726
13967UKWH00005B/2281

9 782012 961401